BEI GRIN MACHT SICH IHR WISSEN BEZAHLT

AF135560

- Wir veröffentlichen Ihre Hausarbeit, Bachelor- und Masterarbeit

- Ihr eigenes eBook und Buch - weltweit in allen wichtigen Shops

- Verdienen Sie an jedem Verkauf

Jetzt bei www.GRIN.com hochladen und kostenlos publizieren

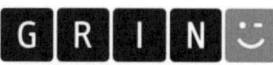

Psychologie des Gesundheitsverhaltens. Selbstwirksamkeitserwartung, Stress und psychologisches Beratungsgespräch

Leon Zimmermann

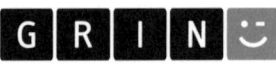

Bibliografische Information der Deutschen Nationalbibliothek:

Die Deutsche Nationalbibliothek verzeichnet diese Publikation in der Deutschen Nationalbibliografie; detaillierte bibliografische Daten sind im Internet über http://dnb.d-nb.de abrufbar.

ISBN: 9783346300447
Dieses Buch ist auch als E-Book erhältlich.

© GRIN Publishing GmbH
Nymphenburger Straße 86
80636 München

Druck und Bindung: Books on Demand GmbH, Norderstedt Germany
Gedruckt auf säurefreiem Papier aus verantwortungsvollen Quellen

Das Buch bei GRIN: https://www.grin.com/document/956344

Deutsche Hochschule für

Prävention und Gesundheitsmanagement

Einsendeaufgabe

Fachmodul: Psychologie des Gesundheitsverhaltens

Studiengang: Gesundheitsmanagement

Name, Vorname: Zimmermann, Leon Georg

Inhaltsverzeichnis

1 Selbstwirksamkeitserwartung

1.1 Definition Selbstwirksamkeitserwartung

Der Begriff Selbstwirksamkeit wird nach Schwarzer und Jerusalem (2002, S. 36) „als die subjektive Gewissheit, neue oder schwierige Anforderungssituationen auf Grund eigener Kompetenzen bewältigen zu können" definiert. „Dabei handelt es sich nicht um Aufgaben, die durch einfache Routine lösbar sind, sondern um solche, deren Schwierig-keitsgrad Handlungsprozesse der Anstrengung und Ausdauer für die Bewältigung erforderlich macht" (Schwarzer & Jerusalem, 2002, S. 35). Mithilfe eigener, indirekter, symbolischer Erfahrung und entsprechender Gefühlserregungen aus dem Körper kann ein Aufbau sowie eine Stärkung der Selbstwirksamkeit stattfinden (Jerusalem, 2002, S. 11).

1.2 Messung der spezifischen Selbstwirksamkeitserwartung zum Thema: „sportliche Aktivität"

Mit Hilfe von Fragebögen kann man die Selbstwirksamkeit zur sportlichen Aktivität messen. Die SSA-Skala nach Fuchs und Schwarzer (1994, S. 146) bietet sich für den Fragebogen an. Die Messung der Selbstwirksamkeit zur sportlichen Aktivität wird bei 5 Testpersonen durchgeführt. Die Personen müssen je 12 Fragen mit 7 Antwortmöglichkeiten zu beantworten, was abschließend einen Score von min. 12 und max. 84 ergibt.

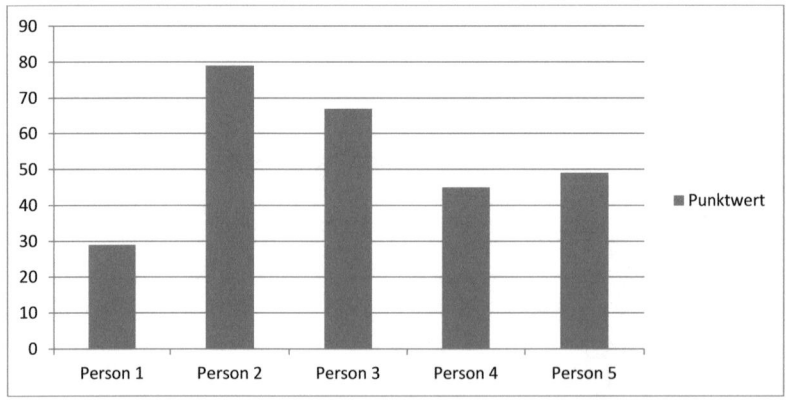

Abb. 1: Sportliche Aktivität der Teilnehmer mit Punktwert

3

Zu erkennen in der obigen Abbildung ist, dass Person 1 im Vergleich zu den anderen 4 Personen die niedrigste spezifische Selbstwirksamkeit für die Ausübung einer sportlicher Aktivität besitzt. Sie ist eine Auszubildende mit 18 Jahren, übt derzeit keine sportliche Aktivität aus und hat auch nicht vor dies in den nächster Zeit zu tun. Seit sie dem Schulsport nicht mehr nachgehen muss, sieht sie auch keine Notwendigkeit sich anderweitig sportlich aktiv zu halten, was sich mit einem Score von 29 wiederspiegelt. Im Gegensatz dazu hat die Person 2 die höchste spezifische Selbstwirksamkeit, mit einem Score von 79. Bei der Person 2 handelt es sich um einen 20-jährigen Studenten, welcher in seiner Freizeit sehr sportlich aktiv ist. Ihm ist bewusst, welchen Stellenwert sportliche Aktivität hat. Den zweithöchsten Score hat die Person 3 mit 67. Diese Person ist eine 18-jährige Schulerin, welche ihr Abitur macht und in ihrer Freizeit in einem ortsansässigen Handballverein aktiv ist. Sie ist sich ebenso bewusst, wie bedeutsam Sport ist, würde diesen aber nicht um jeden Preis ausüben. Die Personen 4, eine Frau mit 45 Jahren, und 5, ein Mann mit 49 Jahren, sind eine Ehepaar, welches zusammenlebt. Die Frau hat vor zwei Jahren die Diagnose Osteoporose erhalten und ist damit die einzige der 5 Personen mit einem Gesundheitsproblem, wobei der Mann lediglich eine stattliche Figur hat. Beide gehen in ihrer Freizeit ab und zu laufen und nehmen auch zweimal im Jahr an einer größeren Veranstaltung in der Umgebung teil. Beide wollten schon einmal ein körperlichen Trainingsprogramm absolvieren, schaften dies aber nicht kontinuierlich über einen längeren Zeitraum zu absolvieren. Dies zeigt sich anhand eines leicht über der Mitte liegender Score von 53 (Frau) und 50 (Mann).

1.3   Recherche zu zwei wissenschaftlichen Studien

Die Selbstwirksamkeitserwartung hat in vielen Lebenslagen und Aufgabensituationen entsprechend Einfluss auf den Menschen und dessen Verhalten. In der folgenden Tabelle stehen zwei wissenschaftliche Studien zum Thema „Selbstwirksamkeitserwartung" im Vergleich, welche deren Einfluss auf Ergebnisse und Therapieerfolge von Patienten darstellen.

4

Tab. 1: Zwei wissenschaftliche Studien zum Thema „Selbstwirksamkeit" im Vergleich

	Dohnke, Müller-Fahrnow, & Knäuper (2006)	Schneider & Rief (2007)
Frage-stellung (en)	1. Leisten Ergebnis- und Selbstwirk-samkeitserwartungen zu Reha-Be-ginn einen eigenständigen Beitrag zur Vorhersage der Reha-Ergeb-nisse am Reha-Ende? 2. Wird das Ausmaß beider Erwar-tungstypen (Ergebnis- und Selbst-wirksamkeitserwartung) zu Reha-Beginn durch behandlungsbezo-gene Erfahrungen, den körperlichen Gesundheitszustand und das emo-tionale Wohlbefinden beeinflusst?	1. Führen Therapieerfolge in Schmerz-bewältigung und Beeinträchtigung zur Steigerung der Selbstwirksam-keitserwartungen? 2. Welchen relativen Beitrag leisten Er-folge in diesen Bereichen?
Stich-probe	- N=1065 Patienten, davon 92% Hauptdiagnose Hüftarthrose - weiblich zu 60% , Durchschnittsalter von 64.58 Jahren	- N=316 Patienten mit Somatoformer Schmerzstörung - weiblich zu 85,1%, Durchschnittsalter = 47,9 Jahre
Materia-lien/Test	- Fragebogen mit unterschiedlichen Skalen und Ratings	- Fragebogen mit unterschiedlichen Ska-len und Ratings - Weighted Least Squares Chi2-Test
Untersu-chungs-design	- prospektive Beobachtungsstudie - Daten aus multizentrischen Längs-schnittstudie	- Feldstudie, zwei Messzeitpunkte
Haupt-ergeb-nisse	1. Ja leisten sie, Patienten hatten umso bessere Reha-Ergebnisse am Reha-Ende, je positiver ihre Ergebniserwar-tungen und je höher ihre Selbstwirk-samkeitserwartungen zu Reha-Be-ginn waren. 2. Ja werden sie, beide Erwartungsty-pen waren umso höher, je besser der körperliche Gesundheitszustand war. Selbstwirksamkeitserwartungen wa-ren umso höher, je geringer die De-pressivität, und Ergebniserwartung umso positiver, je höher die Selbst-wirksamkeitserwartung waren. Posi-tive behandlungsbezogene Erfahrun-gen, in Form einer guten präoperati-ven Aufklärung waren mit höherer Selbstwirksamkeit jedoch mit weniger positiven Ergebniserwartungen asso-ziiert.	1. Beide Modelle führen zu einer Vari-anzaufklärung der Änderungen im Bereich der Selbstwirksamkeitser-wartungen von 65%. 2. Es zeigt sich, dass die erfolgreiche Reduktion schmerzbedingter und all-gemeinpsychischen Beeinträchtigun-gen die stärksten direkten Effekte hat, die Verbesserung der Schmerzbe-wältigungsstrategien über die Ver-besserung der Beeinträchtigung den stärksten Gesamteffekt.

Für den Vergleich erhält die Studie von Dohnke, Müller-Fahrnow und Knäuper (2006) das Kürzel „Studie 1" und die von Schneider und Rief (2007) das Kürzel „Studie 2".

Im direkten Vergleich ist festzustellen, dass Studie 1, im Gegensatz zu Studie 2, finanziell gefördert wurde. Die finanziellen Förderer sind zudem die einzigen Kliniken aus denen die Daten der Untersuchung für die Studie 1 stammen, was Einfluss auf die Repräsentativität der Studie haben kann. Desweiteren ist der Anteil der Studienteilnehmer in Studie 1 enorm größer als in Studie 2, beeinflusst ebenso die Repräsentative, und das Durchschnittsalter sowie die Geschlechterverteilung weisen Unterschiede auf. Dies kann besonders für die Ergebnisse der Selbstwirksamkeitserwartung und Ergebniserwartung von großer Relevanz. Jüngere Menschen denken und empfinden anderes als Ältere und genauso gibt es diese Unterschiede zwischen Männer und Frauen. Die Studien basieren zudem auf unterschiedlichen Designs. In der ersten Studie wurde eine prospektive Beobachtungsstudie, also wo die Studie nach der Sammlung von Daten erstellt wurde, durchgeführt und in der Zweiten eine Feldstudie wo man direkt beobachtete und die Studie erstellte. In beiden Studien kamen jeweils Fragebögen zum Einsatz, wobei es in Studie 1 drei Messzeitpunkte gab und in Studie 2 nur zwei. Auffällig in den Studien war, dass die Skalen und Ratings zu dem Fragebogen in Studie 1 nochmals erklärt bzw. erläutert wurden und in Studie 2 nicht. Dadurch kann man nicht gleich nachvollziehen, was für Antwortmöglichkeiten jeweils möglich waren.

2 Literaturrecherche zum Thema „Stress"

2.1 Definition des Handlungsfeldes

Anfangs sagt Lohmann-Haislah (2012, S. 13), dass das Handlungsfeld „Stress" eine Vielzahl von verschiedenen Definitionen aufweist. Lohmann-Haislah (2012, S. 13) definiert Stress „als das Ergebnis eines Ungleichgewichts zwischen äußeren Anforderungen und den zur Verfügung stehenden Möglichkeiten, diese zu bewältigen. Immer also dann, wenn mehr von uns gefordert wird als wir leisten können oder meinen, leisten zu können, entsteht Stress". Zu beachten dabei ist auch, dass ebenso bei einer ständigen Unterforderung Stress entstehen kann. (Lohmann-Haislah, 2012, S. 13)

2.2 Theoretische Grundlagen

Lohmann-Haislah (2012, S.13) sagt, dass „zur Erklärung, wie Stress entsteht und wie er bewältigt werden kann, bietet die Wissenschaft verschiedene Konzepte an". Es gibt unter anderem das Belastungs-Beanspruchungs-Modell (Rohmert & Rutenfranz, 1975), das Modell beruflicher Gratifikationskrisen (Siegrist, 1996) und das transaktionale Stressmodell (Lazarus & Folkman, 1984). Für den weiteren Verlauf habe ich das transaktionale Stressmodell (Lazarus & Folkmann, 1984) ausgewählt. Als Stress wird in diesem Modell die Reaktion „des Organismus auf überhöhte Anforderungen aus der Umwelt" bezeichnet (Greiner, Langer & Schütz, 2012, S. 19). Es wird beobachtet, „dass nicht alle Menschen in gleicher Weise auf bestimmte, potenziell stressreiche Ereignisse reagieren. Vielmehr ist die Stressreaktion abhängig von der individuellen kognitiven Bewertung der Situation und den subjektiv vorhandenen Bewältigungsmöglichkeiten (= transaktionaler Prozess)" (Greiner et al., 2012, S. 19). Dabei laufen eine primäre und sekundäre Bewertung ab. Die primäre Bewertung befasst sich damit, „welche Bedeutung ein Ereignis für das Wohlbefinden des Individuums hat" (Greiner et al., 2012, S. 20). Situationen können als positiv oder negativ bewertet werden, wobei positive zu keine Stressreaktion führen, jedoch negative Situationen, die beispielsweise als schädigend empfunden werden, zu einer Anpassungsreaktion. Diese Reaktion kann sowohl bewusst, als auch unbewusst erfolgen (Greiner et al., 2012, S. 20). Sekundäre Bewertungen befassen sich mit der Einschätzung, „welche subjektiv wahrgenommenen Fähigkeiten und Möglichkeiten zur Bewältigung des Stressors zur Verfügung stehen" (Greiner et al., 2012, S. 20). Werden gegebene Ressourcen als ausreichend eingeschätzt, entsteht keine Stressreaktion, ist das aber nicht der Fall bzw. werden die Möglichkeiten der Bewältigung als unzureichend erachtet, entsteht Stress (Greiner et al., 2012, S. 20).

2.3 Entstehung

Nach Greiner et al. (2012, S. 18) liegt für Stress immer ein Auslöser vor, der sogenannte Stressor. Unter einen Stressor versteht man „hypothetische Faktoren, die mit erhöhter Wahrscheinlichkeit Stress auslösen" (Greif, 1991, S. 13). „Diese Bedingungen sind individuell verschieden und müssen somit nicht bei jeder Person zu Stress führen. Für einen Überblick lassen sie sich in folgende Kategorien einteilen: interne vs. externe Stressoren und kritische Lebensereignisse vs. alltägliche Belastungen" (Greiner et al., 2018, S. 18). Interne Faktoren haben ihren Ursprung beim Menschen selbst. Im Gegensatz dazu liegt der Ursprung externe Faktoren in der äußeren Umgebung. Als Kritische Lebensereignisse werden alle Ereignisse wahrgenommen, die eine Anpassung des Individuums aufgrund einer Veränderung unserer alltäglichen Routine benötigen (Holmes & Rahe, 1967). „Nicht nur große Ereignisse führen zu Belastung. Gerade wiederkehrende, aber nicht zu beeinflussende Kleinigkeiten, die zu Ärger, Enttäuschung oder Bedrückung führen („daily hassles"), stellen eine gravierende Quelle von Stress dar", welche als alltägliche Belastungen bezeichnet werden (Greiner et al., 2018, S. 19).

2.4 Überblick über aktuelle Daten und Fakten

Einer aktuellen Studie von Statista aus dem Jahre 2018 mit 1001 Teilnehmern liefert Ergebnisse zu dem Thema Burnout und Stress in Deutschland (Statista, 2018). Es wurde unter anderem erfragt, wie oft sich die Personen gestresst fühlen. Dabei ergab sich, dass 43% der Befragten „manchmal" gestresst sind, 29% fühlen sich „selten" gestresst, weitere 22% sind „häufig" gestresst, nur 5% „nie" und 1% ist „weiß nicht" (Statista, 2018, Table: 'v0402_stress_frequency'). Die nächste Frage beschäftigte sich damit, welche Situationen bzw. Bereichen die Teilnehmer Stress empfinden. Daraus ging hervor, dass 37% der Befragten, damit der größte Prozentsatz, „finanzielle Sorgen" als Stressfaktor empfindet. Dicht gefolgt auf dem zweiten Rang mit 36% wurde „Hektik und Stress im Alltag" gewählt. Weitere Angaben waren „Gesundheitliche Sorgen" mit 29%, „Zeitdruck im Beruf" mit 23%, „Beziehungsprobleme" mit 18% oder der „Arbeitsweg" mit 8% (Statista, 2018, Table: 'v0403_stress'). In einer weiteren Frage ging es um die beliebtesten Maßnahmen Stress entgegenzuwirken. Angaben waren beispielsweise mit 49% „Fernsehen", weitere 30% sehen „Sport" als Möglichkeit gegen Stress und 9% wählten „Wellness" (Statista, 2018, Table: 'v0405_stress'). Weitere Informationen zum Thema Stress auf Arbeit liefert eine Online-Umfrage von der Pronova BKK. Diese fand 2018 statt und es wurden 1650 Leute dazu befragt. Als Ergebnis kam zum Vorschein, dass 41% ihr Stresslevel am Arbeitsplatz als „eher stressig" empfindet aber auch weitere 41% es als „ausgewogen" sehen. 10% gaben „sehr stressig" an und 8% empfinden keinen Stress, eher „Langeweile" (Pronova BKK, 2018, S. 28).

2.5 Präventions- und Interventionsprogramme zur Reduktion von Gesundheitsrisiken

Das drei-wöchige Präventionsprogramm „Im Moor zum inneren Gleichgewicht" zielt auf persönliche Stressbewältigung sowie die Förderung der mentalen Gesundheit ab und wird von der BARMER GEK gefördert (Barmer, 2016). „Das Programm besteht aus drei Bausteinen: einem Stressmanagementseminar, Entspannung und Bewegung und Moorbädern und Massagen" (Barmer, 2016) Es soll dabei helfen „Abstand vom Alltag zu gewinnen, zur Ruhe zu kommen und Kraft zu schöpfen" (Barmer, 2016). Im Spitzensport spielt die Bewältigung von Stress und hohen Anforderungen ebenso eine wichtige Rolle, weshalb das nächste Programm in diesen Bereich fällt (Sallen & Richarzt, 2015). Es handelt sich hierbei um Gruppeninterventionsprogramm mit dem Ziel „die allgemeine Stressresistenz, d. h. die Widerstandsfähigkeit gegen chronischen Stress zu verbessern"(Sallen & Richarzt, 2015) „Zu diesem Zweck wurde ein auf vorliegenden Konzepten aufbauendes pädagogisch-psychologisches Stress-Resistenz-Training für Leistungssportlerinnen und - sportler (SRT-L)" entwickelt, welches „im Schuljahr 2012/2013 als mehrwöchiger Kurs an vier Eliteschulen des Sports durchgeführt" wurde mit 15 Zeitstunden (Sallen & Richarzt, 2015).

2.6 Konsequenzen für eine gesundheitsorientierte Beratung

Im Bezug auf die Beratung gilt es erst einmal den Stress als solchen festzustellen (Kaluza, 2018, S. 83-93). Dies kann beispielsweise im Gespräch geschehen, oder aber auch über Fragebögen, welche man von Studien, wie die von Statista (2018), abgeleitet erstellen kann. Wie Greiner et al. (2012, S. 18) bereits erwähnt hat, liegt für Stress immer ein Auslöser vor. Es gilt Informationen und Aufklärung über Stress mitzugeben, denn viele Leute „verstehen Stress zunächst ausschließlich als ein von außen auf sie einwirkendes Übel, dem sie selbst mehr oder weniger passiv ausgeliefert sind" (Kaluzua, 2018, S. 86). Daher ist es wichtig die kundeneigenen Bewertungs- und Bewältigungsprozesse in den Vordergrund zu stellen (Kaluza, 2018, S. 86). Die Selbstwirksamkeitserwartung Stress zu bewältigen spielt hier ebenso eine wichtige Rolle. Die Person soll sich zudem an bereits schon bewältigte Situationen aus dem Alltag erinnern um vorhandene Kompetenzen zu erkennen (Kaluza, 2018, S. 87).

3 Beratungsgespräch

3.1 Einordnung in das Modell des Gesundheitsverhaltens sowie Ziele

Für die weitere Aufgabenbearbeitung habe ich das erste Fallbeispiel ausgewählt. Ich habe mich bei der Auswahl des gesundheitlichen Modells für das Transtheoretische Modell (TTM) von Prochaska und DiClemente (1984) entschieden. „Nach dem TTM verlaufen Verhaltensänderungen in fünf, voneinander abgrenzbaren Stufen bzw. Phasen, den ‚Stages of Change' " (Pieter, 2018, S. 180). Pieter (2018, S. 181) erwähnt zudem, dass „keine Stufe übersprungen werden" kann, sondern jede muss einzeln abgeschlossen werden um in die nächste zu gelangen. Rückfälle zu früheren Stufen sind jedoch dabei nicht ausgeschlossen. (Pieter, 2018, S. 180-181) Frau Müller ordne ich im Transtheoretischen Modell in die Stufe der Absichtsbildung („contemplation") ein. In dieser Phase werden die Probleme dem Menschen bewusst und es wird darüber nachgedacht in den nächsten sechs Monaten dieses Verhalten zu ändern. Allerdings ist dies noch alles unverbindlich und der Mensch muss auch nicht zwingend anders handeln bzw. Maßnahmen zur Veränderung ergreifen (Pieter, 2018, S. 182).

Die Ziele im Verlauf der Beratung während der Intentions- und Zielbildungsphase liegen darin, Frau Müller ein überschreiten des Rubikons zu ermöglichen sowie ein handlungswirksamen Ziel zu erarbeiten (Pieter, 2018, S. 214). Der Rubikon wird erst dann überschritten wenn gewisse Anforderungen erfüllt sind. „Ist der Klient sich des Problems bewusst, sind die Beweggründe klar, erkennt er den Nutzen der Verhaltensänderung und hat feste Absicht gebildet, kann mit der Zielfestlegung der Rubikon überschritten werden" (Pieter, 2018, S. 218). Es gilt demnach die Beweggründe des Klienten zu hinterfragen um „kognitiv-emotionale Prozesse wie Vergleichen, Bewerten, Abwägen, das Registrieren von Gefühlen, also förderliche, selbstreflexive Prozesse" anzuregen (Pieter, 2018, S. 215). Dabei kann sich herausstellen, dass die Person sich noch kein gesundheitsschädigendes Verhalten bewusst ist, welches aber mithilfe von Auswirkungsfragen geschaffen werden kann. Eine Kost-Nutzen-Analyse soll den Vorteil für eine Verhaltensänderung in den Vordergrund schieben (Pieter, 2018, S. 215). Nach Pieter (2018, S. 217) soll im Gespräch „versucht werden, eine möglichst hohe Einheit zwischen rationaler und emotionaler Begründung einer Veränderungsabsicht sowie eine Überwiegen der Veränderungsvorteile zu erreichen".

Um ein handlungswirksamen Ziel zu erarbeiten gilt es ebenso einige Sachen zu beachten. Das Ziel sollte nicht vom Berater vorgeschlagen, sondern stets vom Klient selbst erarbeitet werden. Es sollte zudem realistisch, erreichbar bleiben und präzise definiert (Pieter, 2018, S. 218). „Ein Hilfsmittel zur Orientierung auf die wichtigsten Anforderungen ist die SMART-Formel" (Pieter, 2018, S. 218). Die einzelnen Buchstaben werden dabei in s=spezifisch, m=messbar, a=attraktiv, r=realistisch und t=terminiert aufgegliedert, nach welchen man Schritt für Schritt sein Ziel formulieren kann (Pieter, 2018, S. 219). „In Bezug auf die Zielformulierung und anschließende Handlungsplanung muss weiter überlegt werden, wie das Verhältnis zwischen verlaufs- und ergebnisorientierter Planung gestaltet werden soll" (Pieter, 2018, S. 220). Somit muss auch ein optimales Verhältnis zwischen dem Verlauf der Verhaltensänderung und dem Ziel herrschen (Pieter, 2018, S. 220).

3.2 Die Rolle des Beraters sowie die ersten Schritte

Die Veränderung eines Verhaltens wie beispielsweise eine gesünderen Ernährung anzustreben oder den Alltag sportlicher zu gestalten fällt einem durchaus nicht immer leicht, jedoch kann niemand anderes dies entscheiden als man selbst. Manchmal wenn der Prozess der Entscheidung zu schwer ist und man einfach nicht weiter kommt, kann es hilfreich sein, einen Berater aufzusuchen. Die Rolle des Beraters ist dabei sehr entscheidend. Er sollte nicht derjenige sein, der die Lösung für einen findet, sondern vielmehr sollte er einen unterstützen selbst den besten Weg für sich zu wählen. In dem Fall ist er symbolisch gesehen jemand, der einen an die Hand nimmt und mit einen so weit geht, bis dieser wieder allein weiterlaufen kann. Man kann hier auch von Hilfe zur Selbsthilfe sprechen in der der Klient soweit gebracht werden soll, dass er von seinen eigenen Möglichkeiten überzeugt ist und das Ziel so verinnerlicht hat, dass er daran glaubt es zu erreichen. Der Berater sollte vor allen seinen Klienten auf menschlicher Ebene begegnen und Tugenden wie Einfühlsamkeit, Verständnis und Ehrlichkeit besitzen. Es wird aber auch verlangt, dass er fachlich gesehen jemand ist, zu dem die Person heraufschauen kann. Tugenden wie beispielsweise Seriosität und Sachlichkeit spielen hier eine Rolle. Wichtig ist ebenso, dass der Berater zuhören kann, das Gesagte des Gegenübers wahrnimmt, dies analysiert und den Gesprächsfluss des Gegenüber nicht abklingen lässt. Gerade bei der Zielsetzung des Klienten spielt der Berater eine große Rolle. Er sollte versuchen mögliche Barrieren des Klienten, die das Ziel scheitern lassen könnten, gezielt mit ihm zu erarbeiten und zu bearbeiten, damit er die beste Variante seines Zieles erreichen kann.

Die ersten Schritte einer Beratung beginnen mit einer Vorbereitungsphase. In dieser sollten alle notwendigen Materialien und Informationen zusammengesucht und bereitgelegt werden. Die mentale Einstellung des Beraters auf den Kontakt mit dem Klienten ist hier auch von großer Bedeutung. Es sich mental auf die Beratung, sowie auf den jeweiligen Kunden individuell einzustellen. Bei dem ersten Treffen ist der erste Eindruck besonders entscheidend. Es wird schnell über Sympathie oder Empathie entschieden weshalb ein gepflegtes äußeres Erscheinungsbild, wie saubere ordentliche Kleidung und Körperpflege, eine freundliches Lächeln und eine aufrechte Körperhaltung besonders wichtig sind. Bei der Kontaktaufnahme ist eine Vorstellung der eigenen Person für den Aufbau einer positiven Beziehungsebene und den Redefluss des Gegenübers enorm wichtig. Die positive Beziehungsebene ist das wichtigste Element in der Beratung, denn sie ist entscheidet wie erfolgreich das Gespräch verläuft. Um diese aufzubauen sollte man Floskeln für den Gesprächsbeginn vermeiden, ehrlich gemeinte Fragen stellen und eine gute Gesprächsatmosphäre herstellen. Bei der Kommunikation gilt es darauf zu achten, weder herablassend oder gar hochnäsig gegenüber dem Klienten zu sein.

3.3 Gesprächsverlauf, Werkzeuge, methodische Vorgehensweise

Montagmorgen um 9 Uhr in Döbeln. Ich erwarte Frau Müller zu einem Beratungsgespräch in meinem Büro, wofür ich schon alles vorbereitet habe. Schreibutensilien liegen auf dem Schreibtisch parat sowie die Informationen über Frau Müller aus dem Anmeldeformular. Frau Müller ist 30 Jahre alt, 177cm groß und wiegt 80 Kilo. Sie ist verheiratet und hat 2 Kinder im Alter von 4 und 7 Jahren. In der Stadtverwaltung ist sie mit 20 Wochenstunden als Sekretärin tätig. Mental bin ich auf den Termin eingestellt und empfange mit einem freundlichen Lächeln und aufrechter Körperhaltung ich sie an der Tür.

Berater: Guten Tage Frau Müller, mein Name Leon Zimmermann.

Klient: Guten Tag, meine Name ist Sandra Müller.

Berater: Kommen sie herein und nehmen sie Platz. Darf es etwas zutrinken sein?

Klient: Ja sehr gern, danke.

Werkzeug: Offene Frage

Mit offenen Fragen gilt es den Redefluss, somit auch den Erhalt von Informationen, der Klientin nicht abreißen zu lassen und ebenso auch die Gesprächsanteile einzuhalten.

Berater: Dann erzählen sie, was ist der Grund weshalb sie zu mir gekommen sind?

Klient: Ja wie soll ich sagen, ich fühle mich einfach unwohl in meiner Haut und möchte gern ein paar Kilo abnehmen, aber ich weiß nicht, wie ich das schaffen kann. Meine Ernährung ist sehr unausgewogen und zudem esse ich auch sehr unregelmäßig. Zum Frühstück habe ich meist keine Zeit, mir etwas zu Essen zu machen, da die Kinder erst einmal versorgt werden müssen. Später auf Arbeit esse ich nur etwas von der Kantine, wenn ich es zeitlich einrichten kann und ansonsten hole ich mir etwas von einem Fast-Food Restaurant oder stille meinen Hunger mit Süßigkeiten. Früher habe ich auch gern Sport gemacht, aber heute schaffe ich es zeitlich wegen der Kinder nicht mehr.

Werkzeug: Problembewusstsein schaffen

Mit dem Werkzeug gilt es das Problem in den Fokus zu rücken und zu verstärken.

Berater: Ok, ich verstehe. Stellen sie sich bitte einmal vor was passiert wäre, wenn sie nicht zu mir gekommen wären.

Klient: Naja allein würde ich dieses Problem nicht angehen, ich würde vermutlich auch so weiter machen wie bisher und das Gewicht steigt weiter. Es würde alles nur noch schlimmer werden, als es schon ist.

Werkzeug: Selbstwirksamkeit

Das Erscheinen der Klientin soll positiv bestätigt werden und somit die Selbstwirksamkeit von ihr erhöht werden.

Berater: Es ist auf alle Fälle sehr gut und auch lobenswert, dass sie von sich aus zu mir gekommen sind und dieses Problem angehen wollen. Das zeigt großen Mut und ist der erste Schritt in Richtung Veränderung.

Werkzeug: Kosten-Nutzen-Analyse und Ressourcen nutzen

Dieses Werkzeug soll den Nutzen der Veränderung aufzeigen. Die genannten Kosten werden zugleich mithilfe eigener Ressourcen wiederlegt, damit diese in den Hintergrund rutschen und der Nutzen einer Veränderung im Vordergrund steht. Der Nutzen wird zudem aufgeschrieben um ihn visuell sichtbar zu machen.

Berater: Erzählen sie mir bitte, was denken sie, welcher Aufwand könnte auf sie zukommen wenn sie den Wunsch erreichen wollen?

Klient: Mein Wille wird nicht stark genug sein, immer an der Sache dran zu bleiben.

Berater: In welcher Lebenssituation hatten sie denn schon mal einen starken Willen?

Klient: Damals als ich mein Abitur nachgeholt hatte, da hab ich sehr viel dafür getan. Es kam auch öfters mal der Punkt wo ich das abbrechen wollte, jedoch habe ich mich dann aufgerüttelt und es bis zum Schluss durchgezogen.

Berater: Na das klingt doch toll! Welche Kosten würden noch auf sie zukommen?

Klient: Das ich noch weniger Zeit hätte, als jetzt schon.

Berater: Wann haben sie denn Zeit?

Klient: Zeit habe ich meist nur dann, wenn ich sie mir direkt in meinem Terminkalender eintrage und es mit meinem Mann abkläre, da jemand auf die Kinder aufpassen muss, wenn Sie nicht im Kindergarten oder bei den Großeltern sind.

Berater: Na das ist doch schon mal etwas und nun noch ein letzter Kostenpunkt.

Klient: Ich würde mir das allein nicht zutraue, etwas zu verändern.

Berater: Gibt es denn etwas, was sie sich schon mal allein zugetraut haben?

Klient: Naja, ja eigentlich schon, damals, als ich das erste Mal im Ski-Urlaub war hatte ich große Angst auf die Ski zu steigen und zu fahren aber all meine Freundinnen konnten das und da habe ich mich dazu überwunden.

Berater: Das ist schön. Welchen Nutzen sehen sie in der Realisierung dieses Wunsches? Schreiben sie ihn dort auf den Zettel.

Klient: Ich wäre wieder selber mit mir zufrieden und würde auch selbstbewusster auftreten, als ich es sonst in letzter Zeit getan habe. In meine alten Sachen wieder zu passen wäre ein Traum und würde mich auch sehr freuen. Allgemein würde ich mich auch wieder attraktiver fühlen. Ich möchte auch für meine Kinder ein besseres Vorbild sein, gerade wenn es um das Thema gesunde Ernährung geht.

Werkzeug: Soziale Unterstützung

Der soziale Rückhalt soll verdeutlicht werden damit sich die Klientin nicht allein fühlt.

Berater: Wer könnte sie bei der Zielerreichung unterstützen?

Klient: Meine Familie und insbesondere mein Mann würden mir ganz sicher zur Seite stehen und den Rücken stärken. Auf meine Freundinnen ist auch immer Verlass und sie würden mich auch garantiert unterstützen.

Werkzeug: Zielerarbeitung mit SMART

Das Ziel soll eindeutig wie möglich beschrieben und von der Klientin selbst erarbeitet werden. Sie soll sich selbst damit auseinanderzusetzen und identifizieren können.

Berater: Dann erarbeiten wir jetzt ein handlungswirksames Ziel. Sie haben ja bereits anfangs erwähnt, dass sie gern etwas abnehmen möchten. Wie oft und wie lang können sie sich denn in der Woche Zeit nehmen, um an diesen Wunsch zu arbeiten?

Klient: Bis zu 2 Mal in der Woche mit je anderthalb Stunden kann ich mir einrichten.

Berater: Und welche Art von Sport haben sie denn schon früher ausgeübt?

Klient: Früher habe ich zweimal in der Woche einen Zumbakurs besucht, das hat mir sehr viel Freude bereitet.

Berater: Daran werden wir anknüpfen, was halten sie denn von einem Ernährungskurs der sich unter anderem mit der Zubereitung von gesunden Mahlzeiten beschäftigt?

Klient: Das würde mir auf alle Fälle sehr Zusagen, damit ich über dieses Thema besser aufgeklärt bin und es auch im Alltag umsetzten kann.

Berater: Sehr gut und wie viel Gewicht wollen sie denn genau abnehmen? Haben sie sich darüber schon mal Gedanken gemacht?

Klient: Ich denke 5 Kilo wären für den Anfang nicht schlecht.

Berater: Das ist auf alle Fälle realistisch und jetzt formulieren sie ihr Ziel aus den ganzen Punkten im Ganzen, wenn sie morgen damit beginnen.

Klient: Ab morgen gehe ich 2 Mal in der Woche für anderthalb Stunden in das Gesundheitszentrum in Leisnig. Ich belege 1 Mal einen Zumba- und 1 Mal einen Ernährungskurs mit denen ich 5 Kilo abnehmen möchte. Diese Kurse blocke ich in meinem Terminplaner, sodass ich keine Ausreden habe den Kurs nicht zu besuchen. Mit meinem Mann kläre ich es so ab, dass er in dieser Zeit auf die Kinder aufpasst.

Werkzeug: Entscheidung fällen

Mit diesem Werkzeug soll ein Scheitern des Ziels verhindert werden und gegebenenfalls nochmal Probleme seitens der Klientin aufdecken.

Berater: Bewerten sie auf einer Skala von 0 bis 10, ob sie mit der Zielstellung so arbeiten können? Die 0 für „nein kann ich nicht" und die 10 für „ja ich kann".

Klient: Da würde ich sagen die Nummer 8 passt ganz gut.

Werkzeug: Handlungsplan und Selbstkontrollbogen

Das gestaltete Ziel soll nochmals visualisiert werden und die Klientin im Alltag begleiten um es weiter zu verinnerlichen. Der Kontrollbogen dient einerseits als Selbstkontrolle und soll Aufschluss geben inwieweit das Ziel erreicht wird.

Berater: Ok gut, dann schreiben wir nun den Handlungsplan, in dem wir die festgelegten Punkte ihrer Zielstellung eintragen. Des Weiteren erhalten sie einen Selbstkontrollbogen in dem sie immer die Tage abhaken, an denen sie die Kurse besucht haben. Die beiden Pläne bekommen sie in einem Bilderrahmen mit nachhause und hängen sie dort an einem gut sichtbaren Ort auf. Zu unserer nächsten Beratung in 8 Wochen bringen sie den Kontrollbogen wieder mit.

Klient: Ok gut das mache ich. Ich bedanke mich recht herzlich für ihre Hilfe und wir sehen uns in 4 Wochen wieder.

Berater: Ich wünsche ihnen viel Erfolg und ich werde mich in 2 Wochen bei ihnen telefonisch melden und mich erkundigen wie es ihnen geht.

4   Literaturverzeichnis

Barmer (2016). *Im Moor zum inneren Gleichgewicht.* Zugriff am 05.04.2019. Verfügbar unter https://www.barmer.de/presse/bundeslaender-aktuell/bayern/archiv-pressemitteilungen/archiv-2016/inneres-gleichgewicht-45194

Dohnek, B., Müller-Fahrnow, W. & Knäuper, B. (2006). Der Einfluss von Ergebnis- und Selbstwirksamkeitserwartung auf die Ergebnisse einer Rehabilitation nach Hüftgelenkersatz. *Zeitschrift für Gesundheitspsychologie, 14* (1), 11-20.

Fuchs, R. & Schwarzer, R. (1994). Selbstwirksamkeit zur sportlichen Aktivität: Reliabilität und Validität eines neuen Messinstruments. *Zeitschrift für Differentielle und Diagnostische Psychologie, 15,* 141-154.

Greiner, A., Langer, S. & Schütz, A. (2012). *Stressbewältigungstraining für Erwachsene mit ADHS.* Berlin: Springer.

Greif, S. (1991). Stress in der Arbeit. Einführung und Grundbegriffe. In S. Greif, E. Bamberg & N. Semmer (Hrsg.), *Psychischer Stress am Arbeitsplatz* (S. 1–28). Göttingen: Hogrefe.

Holmes, T.H. & Rahe, R.H. (1967). The social readjustment rating scale. *Journal of Psychosomatic Research, 11,* 213–218.

Jerusalem, M. (2002). Einleitung. In M. Jerusalem & H. Dieter (Hrsg.), *Zeitschrift für Pädagogik, 44. Beiheft: Selbstwirksamkeit und Motivationsprozesse in Bildungsinstitutionen* (S. 8-12). Weinheim und Basel: Beltz.

Kaluza, G. (2018). *Stressbewältigung* (4. Aufl.). Berlin: Springer.

Lazarus, R. S. & Folkman, S. (1984). *Stress, appraisal and coping.* New York: Springer.

Lohmann-Haislah, A. (2012). *Stressreport Deutschland 2012. Psychische Anforderungen, Ressourcen und Befinde.* Dortmund: Bundesanstalt für Arbeitsschutz und Arbeitsmedizin.

Pieter, A. (2018). *Studienbrief Psychologie des Gesundheitsverhaltens.* (rev.20.033.000). Saarbrücken: Deutsche Hochschule für Prävention und Gesundheitsmanagement.

Prochaska, J. O. & DiClemente, C. C. (1984). *The transtheoretical approach: Crossing traditional boundaries of therapy.* Homewood: Dow Jones/Irwin.

Pronova BKK (2018). *Betriebliches Gesundheitsmanagement 2018. Ergebnisse der Arbeitnehmerbefragung | Februar 2018.* Zugriff am 07.04. 2018. Verfügbar unter https://www.pronovabkk.de/downloads/ae740f1f69ccabf0/pronovaBKK_BGM_Studie2018.pdf

Rohmert, W. & Rutenfranz, J. (1975): *Arbeitswissenschaftliche Beurteilung der Belastung und Beanspruchung an unterschiedlichen Industriearbeitsplätzen.* Bonn: Bundesministerium für Arbeit und Sozialordnung.

Sallen, J. & Richartz, A. (2015). Training zur Verbesserung der Resistenz gegen chronischen Stress im Spitzensport: Entwicklung, Durchführung und Evaluation eines Gruppeninterventionsprogramms. In Bundesinstitut für Sportwissenschaften (Hrsg.), *BISp-Jahrbuch Forschungsförderung 2013/2014* (S. 193-198). Köln: Strauß.

Schneider, J. & Rief, W. (2007). Selbstwirksamkeitserwartungen und Therapieerfolge bei Patienten mit anhaltender somatoformer Schmerzstörung (ICD-10: F45.4). *Zeitschrift für Klinische Psychologie und Physiotherapie, 36* (1), 46-56.

Schwarzer, R. & Jerusalem, M. (2002). Das Konzept der Selbstwirksamkeit. In M. Jerusalem & H. Dieter (Hrsg.), *Zeitschrift für Pädagogik, 44. Beiheft: Selbstwirksamkeit und Motivationsprozesse in Bildungsinstitutionen* (S. 28-53). Weinheim und Basel: Beltz.

Siegrist, J. (1996): Adverse health effects of high effort-low reward conditions. *Journal of Occupational Health Psychology, 1,* 27–41.

Statista (2018). *Statista-Umfrage Stress & Burnout 2018.* Zugriff am 07.04.2019. Verfügbar unter https://de.statista.com/statistik/studie/id/59809/dokument/burnout-und-stress/

5 Abbildungs- und Tabellenverzeichnis

5.1 Abbildungsverzeichnis

5.2 Tabellenverzeichnis